U0266748

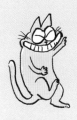

朱新娜 — 著 × 艾禹 — 绘

别跑，你个小邋遢

只能小声聊的 **爆笑人类生活史**

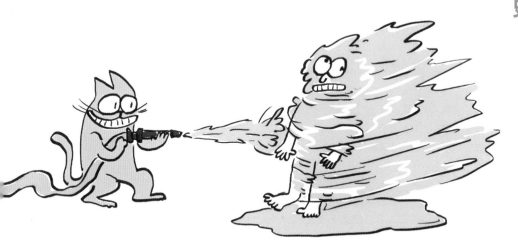

天津出版传媒集团

新蕾出版社

图书在版编目(CIP)数据

别跑, 你个小邋遢 / 朱新娜著; 艾禹绘 . -- 天津:
新蕾出版社 , 2022.3
（爆笑人类生活史）
ISBN 978-7-5307-7151-8

Ⅰ . ①别… Ⅱ . ①朱… ②艾… Ⅲ . ①个人卫生-儿
童读物 Ⅳ . ① R16-49

中国版本图书馆 CIP 数据核字 (2021) 第 179706 号

书　　名：别跑, 你个小邋遢　　BIE PAO, NI GE XIAO LATA
出版发行：天津出版传媒集团
　　　　　新蕾出版社
http://www.newbuds.com.cn
地　　址：天津市和平区西康路35号（300051）
出 版 人：马玉秀
电　　话：总编办 (022) 23332422
　　　　　发行部 (022) 23332679　23332362
传　　真：(022) 23332422
经　　销：全国新华书店
印　　刷：天津新华印务有限公司
开　　本：787mm×1092mm　1/24
字　　数：42千字
印　　张：5
版　　次：2022年3月第1版　2022年3月第1次印刷
定　　价：25.00元

科学的事，
咱可以大声聊

史 军

在大人的世界里，有很多聊天儿的禁忌。比如说：不能谈论疾病和死亡等不吉利的事情，不能谈论屎尿这样不卫生的事情，不能谈论打嗝儿放屁这些让人尴尬的事情。大人认为，谈论这些事情一点儿都不文明，一点儿都不礼貌，会让聊天儿的气氛冷到冰点。

人类的祖先可没少干让人尴尬的不礼貌的事情。

英国女王曾经以黑乎乎的蛀牙为美，那是在炫耀吃糖多的优越感；古罗马人在如厕之后，用一块海绵来擦屁屁，而且这块海绵是公用的；理发师会把盛放病人血液的小碗摆在窗口，作为招揽生意的广告……"爆笑人类生活史"系列桥梁书就是让大家在愉快阅读的同时，重新认识各种尴尬的人类生活趣事。

这每一件在今天看来都很傻的事，在当年都是充满智慧的行为。

在人类胎儿发育的过程中，不同生长阶段分别展现了鱼类、两栖动物、爬行动物的特征，这种现象叫生物重演律。其实，人类行为的后天塑造过程何尝不是如此。每个人在成长过程中都要学习不同的礼仪和规范，直到逐渐成为遵守规则的社会人。

生活中，很多行为都是被强制学习的，比如吃饭不能吧嗒嘴，一定要刷牙漱口，勤剪指甲勤洗澡……一点儿都不友好。

误会、恐惧和烦恼，大多来自对事情真相的误读和曲解。

来翻翻"爆笑人类生活史"。

了解历史，是为了展望未来。

了解他人，是为了理解自己。

了解个性，是为了让彼此更好地相处。

不要觉得尴尬，不要觉得难为情，让我们在阅读中完成自己的成长，也带爸爸妈妈一起回忆逐渐模糊的童年趣事。

科学的事，本来就很自然；科学的事，本来就很可爱。敞开心扉，打开思维，咱们可以大声聊！

目录

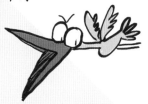
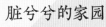
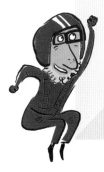

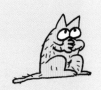

邂逅的身体

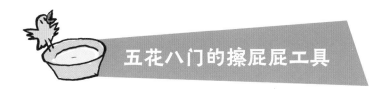

五花八门的擦屁屁工具

在"卫生间"里"噗噗"一通之后，还有一件非常重要的事要做，那就是擦屁屁。今天，我们除了用纸解决之外，还有人发明了可以洗屁屁的智能坐便器，擦屁屁这件事变得越来越讲究，让人越来越舒服了。

那么早先的人们是怎么擦屁屁的呢？

古希腊人喜欢在口袋里装一块小石块，方便之后，用小石块擦屁屁；美洲的土著人用玉米芯擦屁屁。古罗马人用蘸了水的海绵擦屁屁——海绵被绑在棍子的一端，不用的时候放在水池里，下一个人继续用……是的，你没猜错，这块海绵是大家共用的！

除此之外，陶器的碎片和贝壳都曾被用来擦屁屁。还有一些人，甚至直接用手指去擦屁屁。而长期食肉的人，能拉出又圆又硬的便便来，不会弄脏屁屁，就用不着擦了。

在我们中国，古时候的人们喜欢用一种叫作"厕筹"的东西擦屁屁，它是由木或者竹制成的，扁扁长长的一条，比筷子要宽一点儿，薄一点儿。如厕之后，用厕筹轻轻刮一下，屁屁就干净了。有钱的讲究人家，在刮完屁屁之后，还会再用清水将屁屁洗干净。

厕筹不一定都是用新砍下来的木头或竹子做的，有时候，人们会把废弃的竹简拿来做厕筹。敦煌马圈湾烽燧遗址曾出土了大量竹简和木牍，经检测发现，这些简

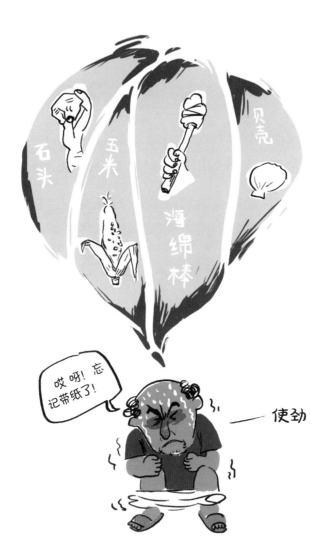

牍中竟然混有人类的粪便。于是，学者们推测，这是些废弃的简牍，就像看过的报纸、用过的打印纸一样，被废物利用拿去擦屁屁了。

小朋友们一定会问了，我们国家不是很早就有人发明纸了吗？人们为什么不用纸来擦屁屁呢？

的确，造纸术是我国的四大发明之一，东汉的时候，也就是大概1900多年前，有个叫蔡伦的官员改进了纸张的制作工艺，发明了一种利于书写的"蔡侯纸"。

但是，古人一直认为，"功铭著于鼎钟，名称垂于竹帛"。意思是说，重要的文书资料、契约合同应该铸在青铜器上，其次则写在书简或丝绸上，这样有利于长期保存和收藏。纸张代替竹简是个漫长的过程，直到隋唐时期，雕版印刷术发明之后，纸张才彻底代替竹简成为承载文字的介质。

至于纸张出现在厕所里，是更晚的事情，直到元朝，厕筹才逐渐退出人们的生活。传说，元世祖忽必烈有个儿媳妇对婆婆很是孝顺，婆婆上厕所用的纸，她都会一一过目，甚至要放在脸上试试，足够柔软的才给婆婆用。可见，那时候宫廷已经开始用纸擦屁屁了。到了明朝，宫廷中还设立了"宝钞司"，就是专门掌管宫廷用擦屁股纸的部门。

所以，总的来看，全世界最先用纸来擦屁屁的就是我们中国人。当然，我国古代人用的纸，还不是我们今天每家每户用的卫生纸。现代卫生纸，实际上是美国人盖耶提于 1857 年发明的。

那时候，美国人普遍用旧报纸、旧书页之类的东西擦屁屁，既好用又不用花钱。这个盖耶提堪称"奇葩"，不仅发明了卫生纸，还别出心裁地在每一张自家生产的卫生纸上都印上了自己的名字。真不知道这家伙是怎么想的！

而且，他最初生产的卫生纸里，都含有起润滑作用的芦荟汁。盖耶提说，印刷用的油墨有毒，用在敏感部位是会生痔疮的，而他的这种纸是一种抗痔疮的医疗用品。

他的说法把医生们的大牙都要笑掉了。有人甚至写文章讽刺他：有了印着盖耶提名字的纸，外科医生就可以下岗了。还有人郑重其事地说：公众对任何形式的欺骗都有心理准备。

不管盖耶提的卫生纸是不是能预防痔疮，他的卫

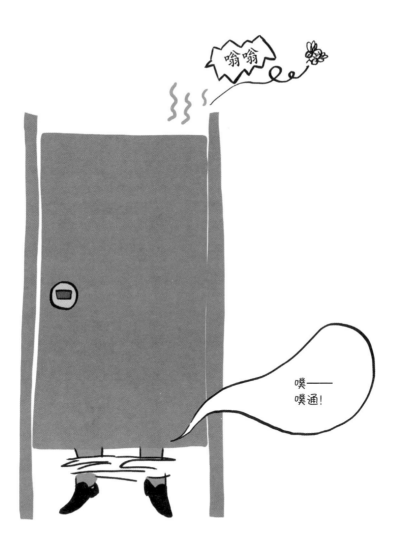

生纸生意却越做越大。此后，卫生纸的品牌也越来越多。当然了，比一比就知道了，用过了柔软而干净的卫生纸之后，谁还能忍受硬邦邦、脏兮兮的报纸呢？

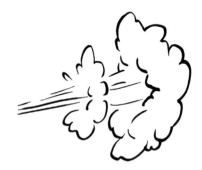

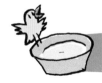

如何正确地挖鼻孔

"你喜欢挖鼻孔吗?"

"你才喜欢挖鼻孔呢!"

"唉,又一个不承认自己挖鼻孔的人!"

人们之所以不想让别人知道自己挖鼻孔,大概是因为挖鼻孔实在是太不雅观的行为。

早在600年前,欧洲中世纪的儿童读物就教导孩子们"不要挖鼻孔"。约500年前,著名的尼德兰人文主义者伊拉斯谟曾写过一本书——《礼貌》,里边提到了很多礼仪规范,不过这些规矩在今天看来,实在是不值一提，比如，他认为吃完饭不应该舔盘子，不应该把吃了一半的食物放回盘子里，不应该大声放屁，不应该挖鼻孔。

看到这里，小朋友们一定要笑了：这样的规矩还用得着写一本书？3岁小孩都知道！

可是……你真的能忍住不挖鼻孔吗？

世界上最早对"挖鼻孔"进行科学研究的是两位美国的科学家。1995年，他们对普通市民做了一项问卷调查，结果，超过90%的人都承认自己曾经挖过鼻孔。受到这项问卷调查的启发，几年之后，有两位印度科学家对小朋友们挖鼻孔的状况也做了一项调查。

他们在四所学校邀请了200名学生，这些孩子几乎都承认自己每天会挖鼻孔，其中，有16名学生承认自己每天挖鼻孔超过 20 次，有 34 名学生认为自己有频繁挖鼻孔的习惯。20% 的学生承认自己挖鼻孔不仅仅用手指，还用了镊子和铅笔。最让人意想不到的是，竟然有 9 名学生承认，他们会吃掉从鼻孔里挖出来的鼻屎！

2001 年，这两位印度科学家因为此项研究获得了"搞笑诺贝尔奖"。其中一位科学家安德拉德发表获奖感言，大致意思是：我的正经事就是管别人鼻子里的事。

天哪！关于挖鼻孔的研究都能得奖了！那么，标准而科学的挖鼻孔流程是什么样的呢？先用食指从鼻腔中抠出鼻屎，再用拇指配合食指夹住鼻屎，揉搓成一个小团儿，然后，趁人不注意的时候，涂抹在桌椅下面的隐蔽处，或者干脆用手指把它弹出去？

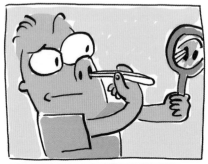

用镊子

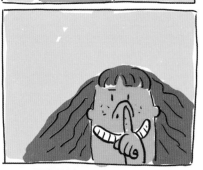

用手指

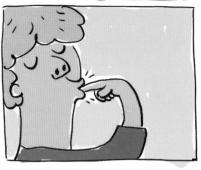

吃掉

不不不，你可千万不要当真，我这是在胡说八道！

正确的挖鼻孔流程应该是：尽量不挖鼻孔！

鼻屎其实是鼻腔分泌物凝固而成的。人们的鼻子和鼻窦每天会分泌大约 1 升的黏液，和一瓶中瓶可乐的量差不多。

这些黏液有一个非常重要的作用——保持你的鼻腔内壁湿润，并且温暖你吸进的空气。此外，这些黏液还能有效地保护肺部。我们呼吸的空气中，含有很多微小的颗粒，比如灰尘、病菌和花粉，如果这些坏家伙畅通无阻地进入肺部，肺部就有可能被感染。鼻腔分泌的黏液能粘住这些东西，让它们留在鼻腔里而无法进入肺部。

当灰尘、病菌和花粉被困在鼻子里时，黏液会将它

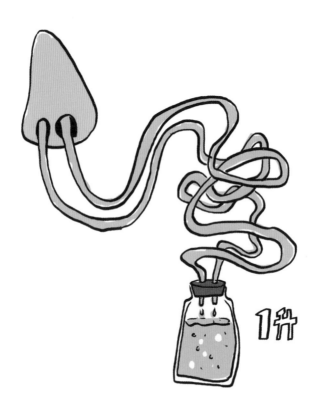

们和鼻腔里的鼻纤毛包裹起来。纤毛有规律地运动，不断地将吸附了尘埃、有害细菌等东西的黏液运送至咽喉附近，当黏液变干，并聚集到鼻孔时，你就会发现自己有鼻屎了。

鼻屎有时候是软塌塌的，有时候又干又硬，它其实是保护你的肺部的屏障，所以，如果不影响呼吸，尽量不要挖鼻孔。一来，鼻屎里有很多细菌，如果粘到手上不小心进入嘴里，人容易生病；二来，我们的指甲上同样有很多的细菌，挖鼻孔时会把它们带进鼻子里，如果不小心抠破了鼻黏膜，容易造成感染。2006年，荷兰的科研人员调查发现，有挖鼻孔习惯的人更易感染金黄色葡萄球菌。

如果一定要清理鼻涕或者鼻屎的话，记得要把手彻底洗干净，或者在鼻子上盖一张干净柔软的纸，把鼻涕擤出来。如果鼻屎粘在鼻孔里，可以在洗澡的时候借着蒸汽清理，此外，使用生理盐水将其软化后再清理，也是不错的办法。

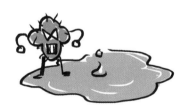

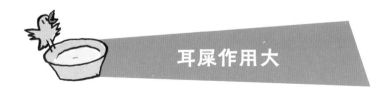

耳屎作用大

小朋友，你见过自己的耳屎吗？

一团黄色的东西，看起来脏兮兮的，不知道在耳朵里待了多长时间……总之，你可能不想再看它第二眼了，赶快扔掉！

可是，你能想到吗，世界上竟然还有人收藏耳屎，而且是鲸的耳屎！

美国的史密森学会收藏着一叠一叠的鲸耳屎，加拿大的自然博物馆甚至收藏了约 4 000 块鲸耳屎！

接下来，咱们就来看看鲸耳屎的故事。

就像人类一样，所有的鲸类都能生出耳屎。在某些须鲸和抹香鲸的耳朵里，随着时间的推移，耳屎会层层堆积，在外耳道形成"耳屎塞子"。

这些耳屎不仅不会影响它们的听力，而且还是一种"内置助听器"。鲸生活在水中，和我们生活在陆地上不一样，传入它们耳朵的声音不是在空气中传播，而是在水中传播的。位于鲸外耳道的耳屎密度与海水的密度相仿，类似于同种介质，声音通过同种介质时，不会发生损耗，可以畅通无阻地通过耳道进入内耳。如果把耳屎换作空气，反而会影响鲸的"收听"。

那么，博物馆为什么要收藏这么奇怪的东西呢？

鲸的耳屎就像是鲸留给这个世界的"时间胶囊"，告诉科学家自己这一生都经历了什么，让人们可以知道

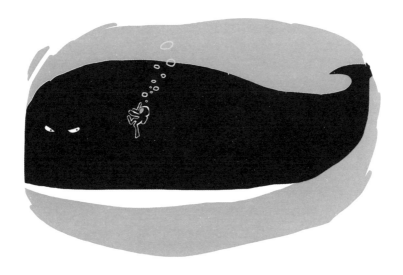

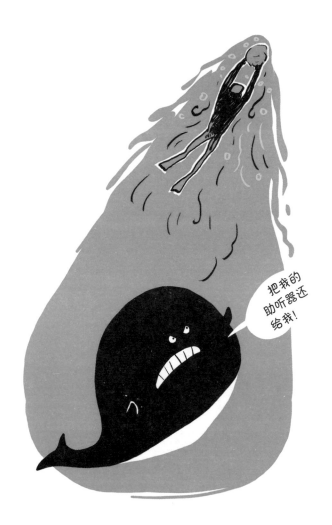

更多海洋的秘密。

鲸耳屎中含有的角蛋白，和我们的头发、指甲是同一类物质。你如果把鲸的耳屎纵向切开，就会看到很多明暗交替的层次，就像树木的年轮一样，这可以帮助科学家估算鲸的年龄。不仅如此，通过研究鲸的耳屎，科学家还可以知道它什么时候怀过孕，它生活的环境是不是被污染了，甚至了解到它的心理健康状况。比如，科学家发现，在第二次世界大战期间，鲸耳屎里一种叫作"皮质醇"的物质上升了10%，证明当时交战的战舰、潜艇、深水炸弹的声音给鲸造成了很大的心理压力。

看到这里，你可能想问了："那人类的耳屎有什么用呢？"

人类的耳屎主要是由外耳道皮肤的特殊腺体分泌

的，看上去脏兮兮的，实际上耳屎不仅不脏，还能防止耳道内皮肤的感染。

不过，通常情况下，我们都忽略了它的价值，更关心如何清理它。这个问题至少从 3 000 多年前就存在了。

在河南安阳殷墟妇好墓，曾出土过两枚玉质挖耳勺。妇好是 3 200 多年前商王武丁的妻子，她的挖耳勺被雕刻成了鱼形，鱼眼设计成一个孔，拴一根绳子就可以带在身上，可见是一件随身之物。后来，人们把挖耳勺做成了发簪，叫作"一丈青"，《红楼梦》里宝玉的丫鬟晴雯就是从头上摘下这种"掏耳勺簪子"来戳人的。在英国，亨利八世曾经把一个金耳勺当作定情之物送给了他的第二任妻子安妮·博林。

除了挖耳朵的工具，有一个古罗马人甚至总结了一套掏耳屎的方法并写进了自己的书里，他是这样写的：针对有干耳屎的人，可以在耳内滴入热油，或滴入混合了铜锈的蜂蜜韭菜汁，一旦耳屎脱落，就快速用水冲出来；针对有湿耳屎的人，可以使用带有一点儿苏打的醋。这些办法是不是听起来就挺不靠谱儿的？

这还不算什么，由于古人对科学的认知有限，甚至有医生把耳屎制成了药。古罗马的博物学家老普林尼在他的著作中写过，耳屎可以治愈蝎子的蜇伤、蛇的咬伤。中世纪时还有医生认为，把狗的耳屎吃下去，就可以退烧。

天哪！读到这里，你是不是在暗自庆幸自己生逢当世，没有落到那些医生的手里？其实，在大多数情况下，对于耳屎，你大可不必管它。

耳道的皮肤和鼓膜非常脆弱，用掏耳勺、棉签清除耳屎，可能会导致出血、感染。如果耳屎太多，甚至已经让你听不见声音了，那么你可以去请医生帮忙。

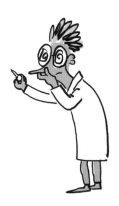

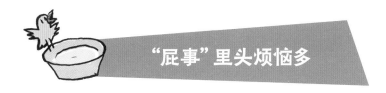

"屁事"里头烦恼多

"噗——"

好臭哇！身体怎么能制造出这么臭的东西？

当你吃东西的时候，你不仅会吞下食物，还会吞下空气。消化食物的时候，少量的气体会穿过你的消化道，大部分的气体，如氢气、二氧化碳和甲烷，都是食物残渣在大肠中停留时产生的。消化系统中的所有气体都要以某种形式排出体外，屁就是其中一种形式。

当你消化不良的时候，屁就会变多。比如，暴饮暴食后，肠胃处理不过来，就把本该正常消化的食物交到了产气的肠道菌群那里，于是就产生了更多的屁。

那么，我们一天放多少个屁才算正常呢？

正常的大人，每天会放几个到十几个屁。

但是也有些人，一天可能要放几十个甚至上百个屁。1976 年，《新英格兰医学杂志》曾报道过一位病人，在 5 年的时间内，他平均每天放 34 个屁。有一次，他 4 小时内连放了 70 个屁！因为总是在放屁，所以没有人愿意和他做朋友，他特别孤单。

最有名的屁患者，可能要数纳粹德国独裁者阿道夫·希特勒了，他有严重的肠胃胀气，放屁不能自控，严重的时候，腹部的绞痛会让他忍不住大喊大叫。有一段时间，他每天要吃下大量抑制放屁的药丸。这些药丸里含有有毒的成分，虽然不会立即致命，但是会导致

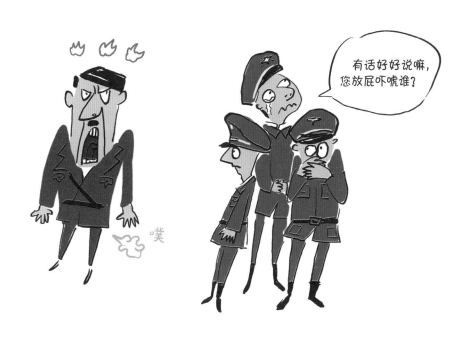

烦躁、失眠和其他健康问题。

不过，也有人靠放屁，不仅交到了朋友，还成了大明星！

100多年前，法国有一位鼎鼎大名的"屁王"——约瑟夫·普约尔，他靠着一项独特的放屁技艺，让全巴黎的人都成了他的"粉丝"。

故事是这样的：普约尔年轻的时候，有一次在海里游泳，当他把头埋在水里屏住呼吸时，一件奇怪的事情发生了——一股冰冷的水流钻进了他的肛门。他吓得赶快跑上岸，结果惊讶地发现，海水又从他的肛门里流出来了！

后来，他把这个秘密告诉了部队的战友，并表演给他们看，结果逗得所有人哈哈大笑。之后，普约尔开始练习"放屁技术"，不久他就可以随心所欲地放屁了。凭借这项绝技，他最终登上了巴黎红磨坊的舞台。他能用放屁模仿各种声音，如火炮声、雷声、狗叫声……他还可以用屁吹灭30厘米外的蜡烛，甚至还能通过放置在肛门里的橡皮管吹奏陶笛。

人们称他为"派多曼"，意思是"放屁狂人"。想来普约尔的屁大约是不臭的，否则，整个剧场的人都要捏着鼻子看他的表演了。

说到这儿，你可能要问了，既然屁的主要成分和空气差不多，那为什么会臭呢？

这是因为，除了氮气、氧气、氢气这些和空气中一样的无味的成分外，屁里还有大约1%的氨气、硫化氢等有"味道"的气体。等上了中学，你会在化学课里学到

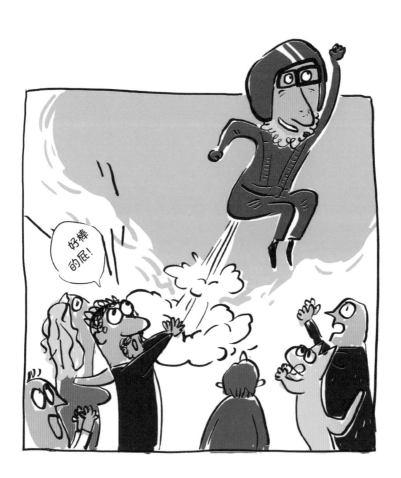

硫化氢这种物质，它以臭鸡蛋气味而闻名。当我们吃了高蛋白的肉类时，屁就比较容易变臭，因为这些东西里富含氮和硫元素。

所以，你如果有了"屁感"，可以迅速远离人群，将屁味散到空旷无人的环境中，一切就归于平静了。在人群密集的地方、密闭的空间，比如教室内、餐桌旁、电梯里，放屁是不礼貌的。如果你的屁被憋了回去，那么过一段时间，这些气体会被肠壁吸收，然后进入血液，加入全身循环的大部队，被肝脏过滤，之后到达肺部，最后，伴随着呼气排出体外。

其实，你如果实在忍不住，发出了令人尴尬的声音或者气味，也不用担心。大家会在笑过之后，很快忘记这件事，毕竟谁都可能会遇到这种尴尬时刻。虽然健康人偶尔憋屁不会影响健康，但是，如果憋屁变成一种习惯，你就比较容易出现胀气、腹痛等消化道问题。

好了，了解了这么多"屁事"，你是不是可以轻松地放一个屁了呢？

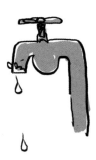

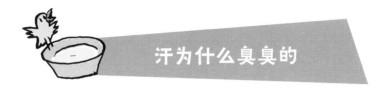

汗为什么臭臭的

快跑、骑自行车等剧烈运动之后，后背、手臂、脸颊就会满是汗水。

我们的身体就像是一部非常精密的仪器，当体温到达 37 摄氏度时，大脑便开始警觉起来，负责调节温度的下丘脑就会发出指令："快多出点儿汗吧！"

汗液由汗腺分泌，通过毛孔流到皮肤表面，空气会使其蒸发，由液体变为气体。蒸发的过程会带走身体的热量，我们的体温就会降下来了。

所以说，全身的汗腺是很好的冷却系统。

但是，汗水也会给我们带来烦恼，那就是会产生难闻的臭味。

尤其是夏天在电梯、地铁等密闭空间，当一股混合着洋葱、臭鸡蛋、猫尿、茴香的气味袭来的时候，你最想做的事肯定就是捏住鼻子了。

汗腺分为两种：一种是遍布全身的小汗腺，一种是位于腋窝和生殖器周围的大汗腺。人类很早就意识到，刺鼻的汗臭很大一部分是从腋窝散发出来的，但是，弄清其中的原因，却是近几十年的事。

1953 年，有三位科学家谢利、赫尔利和尼古拉斯，他们突发奇想，做了一个"很有味道"的试验。他们先是从试验对象的腋窝里收集了两种汗液：一种是从经

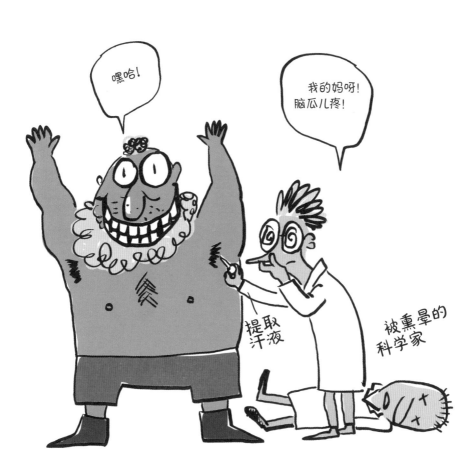

过灭菌处理的腋窝里取出的汗液，另一种是从未经灭菌处理的腋窝里取出的汗液。第一种汗液放置14天后，没有产生任何气味。但是，第二种汗液在6小时后就产生了十分强烈的气味，24小时后，气味变得更浓烈了……之后，捏着鼻子完成试验的科学家们，激动地得出了一个结论：汗液本身无味，奇怪的气味其实是腋窝里的微生物所致！

大汗腺分泌的汗液富含脂肪和蛋白质，恰恰是细菌喜欢的美食，它们把无味的化合物变成了有难闻气味的新化合物。所以，大汗腺越多，分泌物越有营养的人，越容易产生刺鼻的汗味，而大汗腺没有发育完全的小孩儿和大汗腺已经退化的老人，就没有这种烦恼了。

不过，在有记录的人类历史长河中，人们很长时间内并不知道自己是怎么变臭的，于是，就试着用更浓烈的气味来掩盖体味，让自己好闻起来。比如，古埃及人会将鸵鸟蛋液、五味子等混合起来，抹在头上、脖子上和手腕上；在古罗马，香粉香水之类的东西，是令人垂涎的奢侈品，富人在洗完澡之后，把它们涂抹在身上，或者装在小瓶里，挂在手腕上。

在300年前的欧洲，医学界普遍认为，吸入的气体能直接影响人体的健康。例如，长期以来，人们一直认为闻蜡烛的气味会导致死亡或流产。14世纪到18世纪，欧洲人受到了多种传染病的侵扰，于是，把自己变香、把环境变香，就成了他们对抗疾病的方法之一。

在公共场所，人们通过燃起带有芳香气味的篝火来"消除瘟疫"；在家里，人们用杜松、月桂、迷迭香、

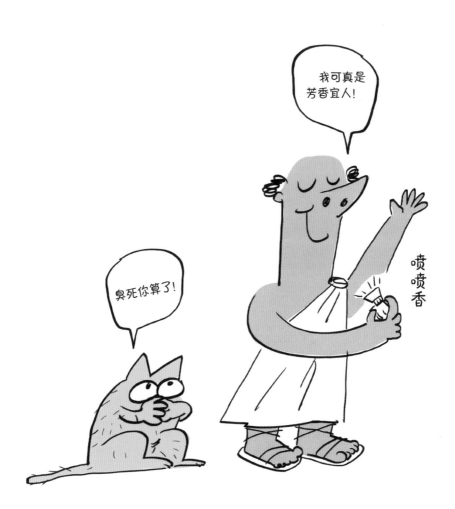

醋和火药等来熏蒸房间。为了守护"嗅觉"，烧掉旧鞋子也被认为是有用的。人们甚至将工厂烟囱排出来的烟视为消除城市中心积聚的所有难闻气味的良方。于是，生活在城市里的人们每天打开窗户，便由衷地感叹："哦，谢天谢地，我们生活在一个满是工厂的城市，所有的烟囱都在为空气消毒。"

幸好，150多年前，巴斯德证明了微生物和传染病之间的关系，李斯特等医生主张用苯酚作为伤口和手术用的消毒剂……科学有了长足的进步，这表明人们对疾病的看法发生了巨大转变。人们开始着手改善城市卫生，而不只是掩盖臭气。在个人卫生方面，人们也知道了每天洗澡对消除异味的作用。

20世纪初，美国的一名外科医生为了让自己的双手在手术时不出汗，发明了一种止汗剂。香水也终于变成了一种时尚用品，而不是药品。

虽然这些都无法从根本上消除汗味，但是，人们依然要感谢科学，因为它纠正了错误的"消除"汗味的方法，让我们不需要生活在可怕的气味之中了。

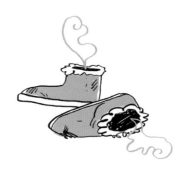

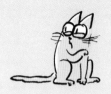

别想干净

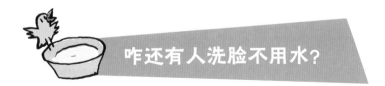

咋还有人洗脸不用水？

"起床起床，快起床，太阳都晒到屁股啦！"

"我不是不想起来，是真的起不来，有东西把眼睛粘住了，睁不开嘛！"

有的时候，我们起床时，眼角处会粘着黄黄的眼屎，虽说我们对自己眼睛里的眼屎"视而不见"，对别人的眼屎却看得一清二楚。每天早上，我们用清水洗脸，最重要的就是把眼屎洗掉，否则出门后会被人笑话的。但是，在很久很久以前，欧洲人早晨是不用水洗脸的，那他们是怎么把眼屎弄掉的呢？

传说，300多年前的法国国王路易十四，只肯洗手，而且只洗手指。每天早上，他一起床，就会有一个仆人用水壶将掺了酒精的水倒入一个银盆内，路易十四用手指蘸一点点水，略作清洗。

和国王一样，那时候的教会学校都有着明确的个人卫生条例。比如要求学生定期修剪头发，定期用面粉和麸皮去除头发上的油渍。再比如，要保持指甲的清洁，每8天修剪一次。但是，都不能用水！所以学生起床后，也只能用水洗手洗嘴巴，不能用水洗脸。

为了把黄黄的眼屎弄掉，每天早上，学生们会用白毛巾将脸擦干净，将眼屎去掉。之所以不让用水洗脸，是因为当时的人认为水会使脸部的健康受到威胁：冬天洗脸可能受寒，夏天洗脸则可能会被晒黑……

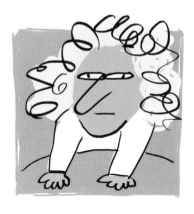

清晨起来
好心情!

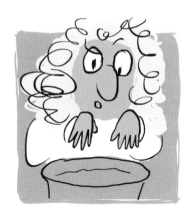

洗洗!

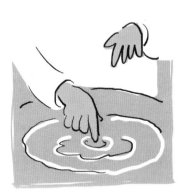

哎呀! 我碰到水
啦! 洗好啦!

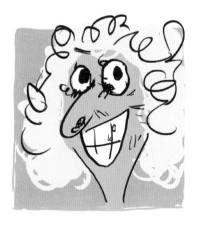

洗完了,
真帅气。

读到这儿，你是不是觉得太不可思议了？

其实，那时候的人们并非刻意不讲卫生，而是限于当时的科技发展状况，对个人卫生有着属于那个时代的理解和标准。几百年前的欧洲人，认为堵住毛孔可以阻挡瘟疫，于是干脆不洗澡了。他们害怕水，所以也很害怕洗脸。

那时候的人们还认为，在起床之后要第一时间梳理头发，并且用柔软舒适的毛巾从前往后用力地揉搓头部，包括脖子，直到头上一点儿异味都没有，这才是讲卫生。还有，那时候很流行干洗澡——就是用刷子刮擦自己的身子，赶跑虱子，这也是讲卫生。

据说，美国的开国元勋之一，历史上有名的科学家本杰明·富兰克林，曾尝试用另外一种方法来清洁自己。他在伦敦的几年里，养成了洗"空气浴"的习惯，就是光着身子，张开双臂，站在楼上，面对着大开的窗子，安静地站着。显然，这种办法没法儿把他的脸和身体清洁干净，只是给邻居们增加了笑料。

那究竟是什么时候人们才开始用水洗脸的呢？

读前面的章节，我们了解到，科学家发现了微生物——一些可怕的细菌、病毒……让人们懂得了远离水不仅不会保持健康，还会让人更容易生病，于是，像洗澡一样，人们逐渐养成了用水洗脸的习惯。

在我们生活的环境中，有很多微粒和杂质都是不溶于水的，简单地用水清洗皮肤是洗不掉它们的，所以古代人会用到肥皂。别看肥皂现在是人们生活中必备的一种洗涤用品，以前在很多国家却被当作奢侈品从而征收高昂的肥皂税，普通家庭根本用不起。在大约100多年前，欧洲许多国家取消了肥皂税，同时，随着化学工业的发展，很多新的肥皂、香皂被发明出来，这时它们才成为家家户户的日常用品，而卫生清洁的观念也在世界各地普及。

现在，我们有了洁面乳，它的作用跟肥皂一样，可以清除化妆品、微生物、皮脂和油脂等。而额外的好处是，它在清洁皮肤的时候，不会伤害或刺激皮肤，反而能保持皮肤表面湿润。我们今天能够舒适地洗干净脸，这都得益于这项发明。

肥皂

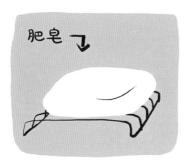

清洁

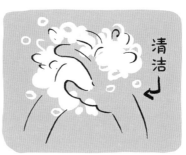

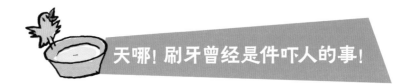

天哪! 刷牙曾经是件吓人的事!

糖果、冰激凌、小蛋糕、巧克力……这些东西又甜又好吃! 可是, 为什么这些好吃的东西不能随便吃呢? 真是的, 难道妈妈不爱吃吗? 哼, 她一定是趁我睡着的时候偷偷吃的!

你肯定想不通, 甜甜的美食那么好吃, 却不能想吃多少就吃多少。事实上, 很多人都喜欢吃甜食, 因为糖能为我们提供生存所需的能量, 也正因如此, 我们人类才演化成"爱吃糖"的动物。

但是, 甜甜的美食也是细菌的最爱, 我们口腔里一种爱吃甜食的链球菌会循着甜味来到我们的牙齿上，在上面包一层黏糊糊的牙菌斑。在合适的温度下，牙菌斑深层产生的酸腐蚀牙齿，便在牙上"打"了个黑洞——龋洞。

这个时候，就是有蛀牙了！

其实，爸爸妈妈让我们少吃糖、每天认真刷牙，就是为了把这层牙菌斑彻底清理掉。如果你不刷牙，或者刷得不干净，大约只需要10天的时间，牙菌斑就会形成像盔甲一样硬的牙结石，附着在你的牙面上了。除非找牙医来帮忙，否则你是弄不掉它的。

很多小朋友不喜欢刷牙，觉得牙刷在嘴里转来转去，实在是太难受了。当然了，你如果不想刷牙也不是不行，那就等着100万年以后，让考古学家来敲掉你牙齿上的

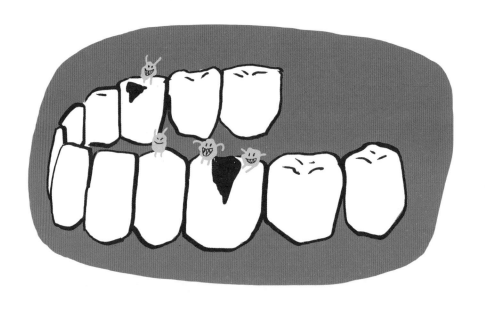

牙结石，做研究材料用吧！

这可不是危言耸听哟，现在的考古学家就正在做这样的事。

在西班牙的一个考古遗址，考古学家找到了一副有上百万年历史的下颌骨，他们刮掉了牙齿上的牙结石。还记得吗？刚才我们说了，牙结石是由牙菌斑变来的。科学家将它磨碎，用现代的科学手段来分析里边的成分，还原那时候人们的生活。

比如，考古学家发现，那时候人吃的主要是草、种子和生肉，这表明他们还没有学会用火做饭。考古学家还发现，牙结石的成分里有小的昆虫碎片和花粉这些易被吸入的东西，说明那时候人应该是生活在森林里的。最有意思的发现是，在这古老的牙结石里还有些木质纤维，考古学家猜测，这些纤维很可能来自人们用来清洁牙齿的小木棍。

原来那个时候人们就已经开始清洁牙齿了。

其实，考古发现的最早的牙刷，就是一根小木棍。在古埃及人的墓葬中，一把"牙刷"陪伴着主人沉睡了5 000多年。仔细观察这把"牙刷"，你会发现，木棍末端的皮被剥开了，纤维被撕成一条一条的，用来清除牙缝里的食物残渣，跟今天的牙刷还挺像的。不过，这样又粗又硬的"刷毛"，刺破牙龈应该是常有的事吧。

在古罗马，人们也是非常看重刷牙的，尤其是那些热爱美食的贵族，还会使用牙粉。每餐结束，他们都会让奴隶用蘸满了白色牙粉的小树枝给他们轻刷牙齿，以清除饭后的食物残渣。牙粉的作用类似于我们今天用的牙膏，也是靠摩擦来清洁牙齿的，但它是粉末状的，看起来有点儿像面粉。

说起来，这些牙粉的成分也是非常奇特的，有牛蹄灰、蛋壳粉末、石灰、鹿角灰、骨骼的粉末等，你听了可能就不打算把它放进嘴里了。除了刷牙，古罗马人还喜欢用漱口水清洁口腔。小朋友们可能想象不到，这些漱口水竟然是由人尿制成的！据说，当时最受欢迎的"漱口水"是从国外进口的人尿，人们认为这种尿浓度高、清洁效果好。

这真是太可怕了！那么，我们今天用的牙刷是什么时候出现的呢？

我们的老祖宗早在1 000多年前就发明了牙刷，到了最后一个封建王朝——清朝的时候，牙刷已经非常成熟了。而在国外，有一个名叫阿迪斯的人在英国的监狱里发明了牙刷。这个故事说起来也很有意思。200 多年前，阿迪斯因为挑起了一场暴乱而被关进监狱。他非常不满意监狱里的肮脏生活。每天看到狱友都用手裹着抹布来清洁牙齿，爱干净的他觉得太脏了，所以就在吃饭的时候留下了一小块骨头，在上边钻了些小洞，然后从看守那里弄来一些胶水和猪脖颈上的毛，制成了牙刷。出狱之后，他开了一个牙刷厂，发了大财。100 多年前，美国人沃兹沃斯获得特许在美国生产牙刷。直到 20 世纪 30 年代，尼龙出现后，牙刷才真正变得柔软好用。

　　了解了刷牙的历史，你会不会觉得，我们甜甜的牙膏和柔软的牙刷也没那么烦人了呢？

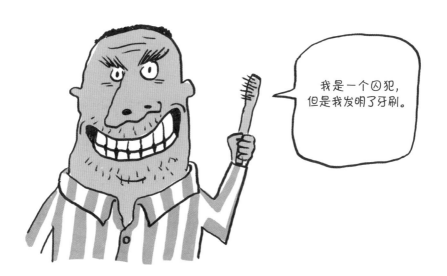

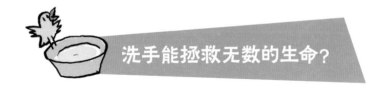 洗手能拯救无数的生命？

"哇，这草莓一定很好吃！"放学回家，一进门就看到妈妈在桌子上摆了一盘红红的大草莓，相信面对这么诱人的水果，每个小朋友都会不由自主地伸出手去抓。不过，每个小朋友也都会听见妈妈在身后大喊："喂，先洗手！"

"哼，昨天爸爸回家就没洗手！难道你们大人永远是对的吗？"

大人当然不是永远都对，在很久以前，无论是小孩儿还是大人，都不爱洗手，甚至就连医生和护士都不洗手……

　　大概在 100 多年前，在奥地利的首都维也纳，有一家非常受医学生青睐的医院——维也纳总医院，它就像我们的北京协和医院一样，是每个医学生心中的梦想之地。维也纳总医院是当时最先进的医院，它为医学研究者和教师提供了大量的临床病例，医生和学生每年可以参与数千次帮助分娩的临床实践和数百例尸体解剖。在这里，学生可以获得良好的临床训练。一位名叫塞麦尔维斯的年轻医生，和同时代的年轻医生一样，慕名来到了维也纳总医院。

　　然而，就是这样一所知名医院的产科，却像是被诅咒了一样，每个顺利生完小孩儿的新妈妈，都有可能在产后的 11 天内高烧不退，然后很可能死去。医生们管这种病叫"产褥热"。

这个现象引起了年轻的塞麦尔维斯的注意,他开始收集数据进行调查,想弄清楚为什么明明已经成功分娩的产妇会在产后死去呢?

他每天都为产妇做检查或给她们做手术。在开始每天的手术或者病房工作之前,塞麦尔维斯都会尽责地解剖因产褥热死亡的病人的尸体。但是,纵然他处处小心,几个月中,因产褥热而死亡的人数却不降反升。

这令他非常费解。随着调查的深入,他发现,医院里两个病区产妇的死亡率相差很大。一个病区的产妇是由医生接生的,另一个病区的产妇则是由助产士接生的,由助产士接生的那个病区死亡率低一些。可是,这说不通啊!按道理来说,医生的技术不是应该更好吗?

就在塞麦尔维斯百思不得其解的时候，他的同事兼好友克利斯卡医生突然去世了。克利斯卡医生在解剖尸体时，不小心刺破了手，一开始只是手上有一个不起眼儿的小伤口，最后却发生了致命的感染。当时，有很多解剖学家也都是这样丢掉了性命。塞麦尔维斯在研究克利斯卡的尸体解剖报告时发现，他的症状和因产褥热死亡的那些产妇的症状十分相似。

塞麦尔维斯深受启发，他总结后得出了为什么两个病区的死亡率不一样的推论：在医生负责的病区，有的医生是解剖完尸体之后，直接去给产妇接生的；由助产士接生的病区，却不存在这样的情况，因为助产士是不用解剖尸体的。

塞麦尔维斯进一步推断：是解剖尸体后没有洗手

的医生将尸体中的某些物质带入产妇的伤口，进入血液，从而造成她们感染死亡，就如同克利斯卡因伤口感染死亡一样。

于是，他就让医生解剖完尸体之后洗手，而且一定要用漂白粉溶液洗手。结果，和塞麦尔维斯预料的情况一样，一个月之内，产褥热的死亡率从每100个产妇里有13人死亡，下降到每100个产妇里只有3人死亡。之后的一年，因为医生们严格洗手，他们负责的病区产妇死亡率降到了100个产妇里只有2人死亡。

就是洗手这么一件我们今天看起来特别平常的事情，挽救了很多产妇的生命。当时，塞麦尔维斯并不知道到底是什么原因导致产妇死亡的，但通过严格洗手这一措施，的确阻隔了从尸体上带来的一些微生物。

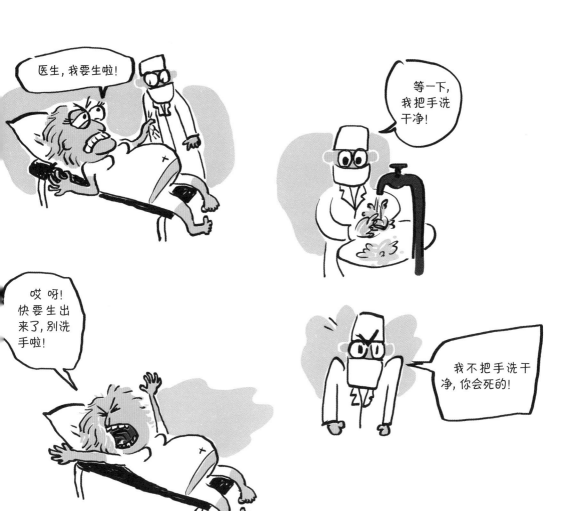

后来，一位叫李斯特的医生发明了无菌术，让术后感染的概率大大降低。

这回你知道了吧，洗手是一件多么重要的事情啊！

我们平时吃东西前如果不洗手，虽然不一定会危及生命，但是，却有可能陷入一场大肠杆菌策划的"阴谋"——让我们拉肚子。所以，把双手洗得干干净净的，别让大肠杆菌在你的肚子里撒野！

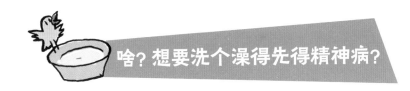

啥？想要洗个澡得先得精神病？

夏天，天气越来越热，每天放学回家都是一身的臭汗，真恨不得一进门就能冲个澡凉快凉快。可是，你知道吗？在欧洲，有很长的一段时间，人们甚至一辈子都不洗澡。根据法国宫廷医生保存的记录，法国国王路易十三直到 7 岁才第一次接触到洗澡水。据说，英国国王詹姆斯一世只洗过手指头。

关于洗澡这件小事，还有不少有趣的故事。

那是在 1601 年的一个早晨，法国国王亨利四世想要召见他最倚重的大臣——苏利公爵，于是就派使者去他家送信。

使者开开心心地出了门，唱着歌，赶着马车，走在去往公爵家的小路上，心情别提多好了。可是谁能想到，一到公爵的住所，使者竟然在地上发现了一块肥皂："我的天哪！公爵大人，您是在洗澡吗？"

公爵竟然洗澡了，这可不得了！

为了安全起见，使者不得不阻止苏利公爵去见国王："先生，您千万别出来，别开门，一定要等我回来，国王十分关心您的健康，他如果知道您竟然在洗澡，一定会亲自赶来的。"

然后，使者火速赶回卢浮宫汇报了这一情况，亨利四世果然大惊失色，立刻让使者返回公爵家将他的命令传达给苏利公爵：立即停止洗澡，而且今天千万不能出门。

据说，洗澡的危险会持续数日，于是，国王的医生还列出了一系列详尽的补救措施，让公爵睡觉之前必须穿上睡袍、靴子，再戴上睡帽，防止生病。

想不到，这么一件小事，竟然如此兴师动众。

为什么大家会觉得洗澡是件可怕的事呢？原来，从700多年前开始，欧洲暴发过多次可怕的瘟疫，夺走了很多人的生命。瘟疫过后，人们开始思考自己的卫生习惯。那时候，科学还不像今天这样发达，人们不知道传染病是有害的微生物导致的，于是就猜想，是不是不干净的空气通过皮肤进入身体里了呢？好吧，无论如何，最好的办法就是不洗澡，把毛孔堵得严严实实的。

当时人们如果想保持干净，可以每天换衬衫，越是时髦的绅士，拥有的衬衫就越多。据说，法国国王路易十四每天要换三次衬衫，而且在锻炼之后，会喷洒大量的香水。无论身体散发出什么气味，就是不肯洗澡。嗯，当然了，想要洗澡也不是不行，除非是得了精神病。那时，洗冷水澡是一种治疗精神病的方法。

当然了，欧洲人也不是一直这么不爱干净，早在2 000年前，古罗马人就很爱洗澡。据推测，比较大的古罗马浴场能容纳3 000人同时洗澡。对于他们来说，澡堂不仅是个可以把身体洗干净的地方，还是个重要的社交场所，这里设有图书馆、健身房、球场，人们可以在这里聊天儿、谈生意。在澡堂里面，你还有可能遇到一位身份显赫的人，跟着他去家里蹭顿晚饭。

而且呀，在古罗马，洗澡的程序也复杂着呢！先从

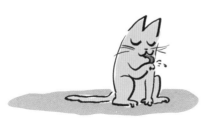

国王走过。

散发着
难闻的
味道。

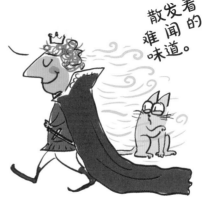

被臭味呛死。

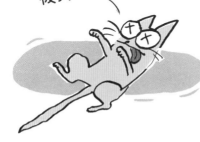

洗冷水浴开始，再洗温水浴，逐渐到热水浴，洗浴过程中，还会有专门的服务人员给客人的身体抹上一层橄榄油，然后用一种长得像铁钩子一样的刮身板，把油和污物从身体上一起刮下来。最后，人们会以冷水浴结束沐浴，据说这样可以紧致皮肤。这澡洗完，别提有多舒服了！

经历了臭烘烘的几百年，对瘟疫的恐慌终于告一段落，人们开始享受洗澡的乐趣了。而且，后来的科学家发现，导致瘟疫的元凶并不是空气，而是一些可怕的细菌、病毒、寄生虫……洗澡不仅不会让人生病，还会帮助人们保持健康。

脏兮兮的家园

家里怎么臭臭的？

　　周末家庭大扫除，妈妈竟然在墙角发现了蜘蛛网，正当我半张着嘴仰头看热闹的时候，站在椅子上的爸爸挥动扫帚，结果……

　　你想多了，蜘蛛并没有掉进我的嘴里，它早就跑了！

　　可是，从墙角落下来的灰尘，却呛得我一个劲儿地咳嗽。

　　大扫除的时候，人们一般会把平时不太打扫的房间的所有角落都清扫一遍，所以经常会看到平时注意不到的脏东西。这时，角落里的灰尘和蜘蛛网、浴室里的

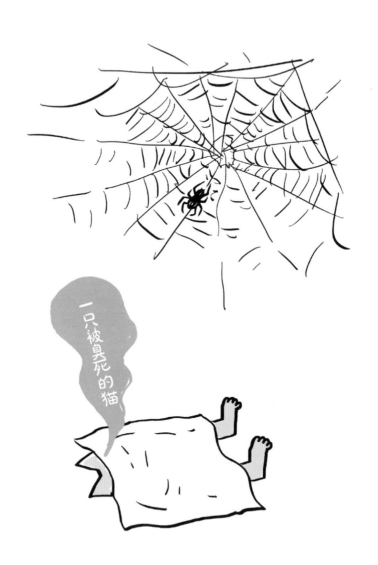

霉斑，还有隐藏在房间中的怪味就一下子都冒出来了。

真是想不到，我们舒适的家，居然这么脏！

这还没什么，你如果有可能穿越到 15 世纪或 16 世纪的欧洲家庭，一定会惊掉下巴。即使是很富裕的家庭也没有地板，屋子里通常只是光秃秃的泥地，上面铺一层灯芯草垫子，灯芯草垫子里什么都有：狗和人的唾沫、尿，啤酒，残羹剩饭……通常情况下，人们每年只会换一两次草垫子。

17 世纪至 18 世纪，英国出台了一项非常"奇葩"的税收——窗税，也就是说，在建筑物上开窗是要交税的。这项税收被舆论批评，认为无异于在征收阳光和空气税。于是，人们就只能尽量少开窗了。这意味着许多拮据的人家不得不生活在阴暗、潮湿、不透气的屋子里。

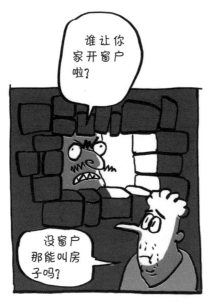

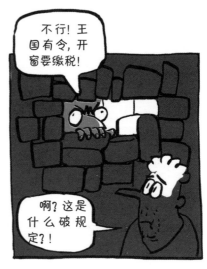

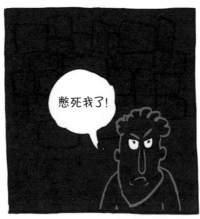

于是，家就成了跳蚤、老鼠以及各种微生物的乐园，想想都觉得毛骨悚然。今天我们的家里通常看不到跳蚤和老鼠了，但是，你如果有一台高倍的显微镜，仍然会对生活在家里的细菌、真菌如此之多感到震惊！

桌子、椅子、厨房的台面，每一件物品表面，每一滴水中都生存着成千上万的生物。比如，当你清理家里的水龙头时，你会看到上面有很黏稠的东西，这说明，这里住着很多的细菌，它们分泌黏性物质，这样就能牢牢地粘在水龙头上。它们的主要食物就是水流里的营养物质。所以，当你清洗双手的时候，它们会随着水流掉落，粘在你的手上……

当然，你不用太担心，因为，大部分的细菌是无害的。

不过，也有些家伙喜欢"刷刷存在感"：鞋柜、厕所、厨房里的怪味道，通常就是细菌或霉菌制造出来的。它们在"大快朵颐"的时候，会产生令人不愉快的气味。

比如，冰箱里放久的食物会产生霉菌，霉菌在生长的过程中会散发出霉味，当霉菌长到肉眼可见的程度时，又会释放出大量孢子，导致更多的"腐烂"。

再比如厕所里的气味——大便的恶臭，其实是细菌在大肠里分解食物时所产生的气味，尿液的味道是留在马桶上的尿液被细菌分解成氨气所产生的气味。

鞋柜里的气味分子，则是脚臭的遗留物。脚因为出汗变湿，表面的皮脂就被泡起来了，皮脂的一部分碎屑遗留在鞋子里，细菌(比如亚麻短杆菌)分解这些皮脂时，会产生叫作异戊酸的脂肪酸，臭味的罪魁祸首就是它了。要清除这些烦人的味道，就要调节温度或湿度，并使用杀菌剂、去霉剂等。

要说房间里对我们危害最大的小生命，可能就是尘螨了。

它们以人体脱落的死皮为食。最可怕的是它们的排泄物，其中有螨虫消化器官所制造的生物酶，这些酶具有很强的致敏性。很多小朋友的过敏性皮炎、哮喘都是因对螨虫过敏导致的。不过，螨虫在超过70摄氏度的高温下经过1小时，或者长时间处在干燥的环境中，就会死亡。所以，定期大扫除，注意室内通风，保持被褥的干燥，都有杀灭螨虫的作用。

你可以把这些小知识分享给爸爸妈妈，下次全家大扫除的时候，对症下药，就会有意想不到的效果哟！

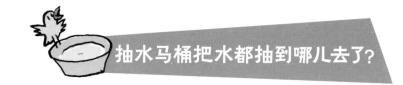

抽水马桶把水都抽到哪儿去了？

"哎哟，咕噜咕噜，肚子有点儿不舒服！"

每当这个时候，我们就会飞也似的跑到厕所，嗯嗯嗯……然后，一堆便便被"解放"了出来，肚子也就舒服了。

卫生间可是我们每天都会出入的地方。现在我们上厕所越来越简单，无论是家里的卫生间，还是公共卫生间，普遍都比较干净。

但是，在很久以前，人们是怎么"嗯嗯"的呢？

在抽水马桶发明之前，我们的祖先用的都是旱厕，就是在地上挖一个大坑，搭两块木板。为了能让厕所用的时间更长，便坑往往会挖得很深，有的要一人多深，便便掉下去的时候，就会发出"扑通扑通"声。

因为所有人的便便都堆在这个大坑里，所以旱厕臭得出奇。上厕所之前，一定得先深呼吸，然后捏好鼻子，一鼓作气快速结束"战斗"。而且呀，上旱厕还是件很危险的事，一个踩不稳掉进粪坑里，没被淹死也要被臭晕了。当然，旱厕也不是一点儿好处都没有，这些粪便积攒下来，是最好的天然肥料，培育出来的瓜果也格外香甜。

抽水马桶还没被发明出来的时候，上厕所最舒服的可能要数古罗马人了。古罗马的厕所没有独立的马桶，只是在用大理石板砌成的长条"座椅"上挖出几个洞，人坐下方便时，屁股要对准石板上的洞。古罗马人喜欢一边上厕所一边聊天儿。如厕的时候一个挨着一个，就像坐在公共汽车上一样。"座椅"下面是一条深深的沟渠，水流过的时候，可以将便便带到城市的下水道里。

遗憾的是，这种厕所和良好的如厕习惯，后来都随着古罗马的覆灭一起消失了。接下来几百年的漫长岁月里，在欧洲，城市里出现了一些"万用街道"，不管是白天还是黑夜，人们把污水、垃圾、便便通通从窗口直接倒在街上。如果此时恰巧有人经过，屎尿淋头的遭遇就免不了了。不过这在当时也没什么大不了的，毕竟国王都被淋过……

那时候，人们如果想要避开屎尿，可以考虑一直待在城堡里。城堡里的卫生间也还算干净。这里的卫生间

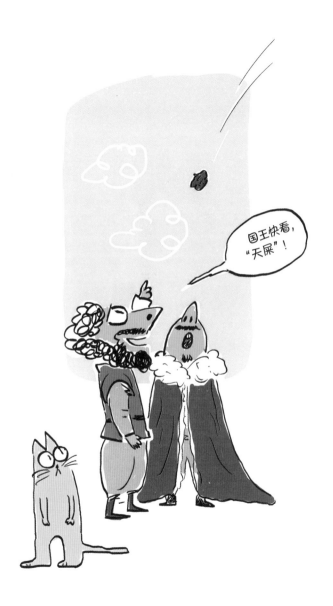

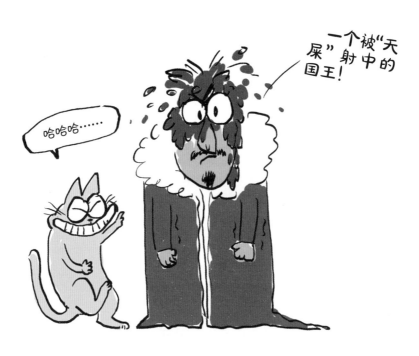

是建在城堡墙上的悬空的小房子，"马桶"是一个向外凸出的座位，座位上被挖出一个洞，像古罗马人一样，如厕时屁股要对准座位上的洞，而排出体外的东西则顺着外墙，掉到护城河里去了。时间长了，护城河中央就会出现一座座粪山，场面相当"壮观"。

到了 19 世纪，工业革命之后，城市的人口突然间增加了好几倍。而那时，排水系统完全跟不上，抽水马桶此时走进了千家万户，反倒给城市排污处理增添了麻烦。

你一定感到非常奇怪，抽水马桶不是会让卫生间更干净吗？

事情是这样的。

世界上最早的抽水马桶是 400 多年前英国的约

翰·哈灵顿爵士发明出来的，他把这个发明献给了英国女王伊丽莎白一世。

不过，抽水马桶真正普及要得益于1851年伦敦的万国博览会，那一年，马桶制造商为了做广告，给博览会的公共厕所都装上了抽水马桶。据称，有80多万参观者使用了抽水马桶。对于很多人来说，除了观赏博览会展出的奇珍异宝之外，最美好的体验就是享用了抽水马桶，人们因它带来的方便和干净着了迷，纷纷在自己家里安装了这种马桶。

没过多久，伦敦就有20万个抽水马桶在被人们使用了。

的确，抽水马桶让卫生间变得干净了，而且极大地改善了人们的生活质量，但是它却给城市带来了灾难性的后果。伦敦每家每户的排水量在几年间增加了50%，而伦敦的城市下水道在设计的时候只考虑了排雨水，所以无法处理源源不断的粪便。于是，下水道被厚厚的沉淀物堵塞了，淘粪工每天超负荷工作也清理不完，排进河道里的污水臭气熏天。

最终，饮用水被污染了，可怕的传染病隔几年就肆虐一番，人们付出了惨重的代价。在接下来的几十年里，英国政府痛下决心，修建了庞大的城市下水道系统，欧洲的其他国家也陆续着手改善城市环境。几十年后，污水处理厂建成使用，住户的废水终于不用再排进河道里了。人们终于拥有了干净的生活环境。

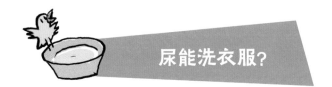

尿能洗衣服？

"竹喧归浣女，莲动下渔舟。"这句诗出自唐代大诗人王维的《山居秋暝》。王维描写了一幅很美的画面：秋天的竹林中，少女说笑着洗衣归来，莲叶轻摇，轻舟顺流而下。那时候，人们洗衣服都要到河边，将脏衣服放在光滑的石板上，用木棒捶打，然后，借助流动的河水把衣服冲干净。

诗人把繁重的家务活儿写得如此浪漫，好像并不辛苦似的。然而，同样是洗衣服，在古罗马可是一点儿也浪漫不起来。

一场大雨过后，清晨的第一缕阳光照耀在古罗马的街道上。一个奴隶抱着一个大包裹从远处走来，里面是主人前一天换下来的衣服，奴隶正准备把它们送到洗衣店去。

在古罗马，有洗衣店专门提供洗衣服务。在这里，脏衣服会被丢进一个个水池子里进行清洗，而这些水池子里的水则掺了苏打、去污陶土和人的尿。

是的，你没有看错!

在古罗马城的很多街角，特别是洗衣店附近，都能看到一个个敞口的大罐子，行人想要尿尿的时候，便可以在这些罐子里直接解决。

这可不是因为罗马没有公共厕所，而是因为这些尿被收集起来还能派上大用场，比如处理羊毛、洗衣服……

洗衣店的奴隶会在每天固定的时间来取走尿液，运回洗衣店，倒进洗衣池里。而另一些奴隶，则要站在洗衣池里，用双脚把衣服踩干净。用尿液洗完衣服后，接着用水漂洗干净，拧干后放到院子里晾晒，再熨平整。接下来，每家每户的奴隶将把干净的、平整的衣服取走。

古罗马人用尿洗衣服，这虽然听起来很恶心，但也并非一点儿道理都没有。尿液中的一些成分经过细菌分解，产生化学物质氨，它可以去除衣服上的污渍。在洗衣店，尿液常常需要搁置几星期，使氨的浓度变得很高，再倒进洗衣池。

估计你要问了，为什么不用肥皂洗衣服呢？

其实，肥皂很早就被发明出来了，但是一直以来都很昂贵，在中世纪的欧洲，贫穷的家庭用不起肥皂，到了18世纪，虽说用肥皂已经相当普遍，但是，人们只有在清洗高档的衣服，或者是去除局部的污渍时才会用到肥皂。大棒、热水和木桶的组合，才是洗衣服的标准配置。

到了19世纪，最早的手摇式洗衣机出现了，它有一个圆形的木桶，靠晃动的水和旋转的捣衣棒来清洗衣物。

20世纪20年代，手摇式洗衣机被装上了一个电动机，电动机被螺栓固定在木桶的下面，由它带动捣衣棒。然而，美中不足的是，这种洗衣机一开动，每个人都不得不离开房间，因为它的噪声实在是太吓人了，震得楼板都快塌了,而且,桶内溢出的水容易滴到电动机上,引起短路,甚至让人触电。

20年后,人们重新设计出了真正的全金属的洗衣机,并装配了防水电动机。直到50年前,人们再次对洗衣机做了改进,在洗涤过程中采用了自动控制装置,使得洗衣机能够按照预先设定的时间,用定时开关来启动和停止,并完成进水、排空桶内水、甩干等工序。

你可以在你家的洗衣机工作的时候,观察一下它是按照什么步骤来洗衣服的。

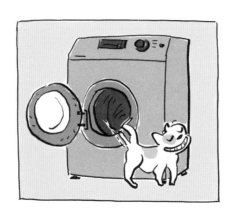

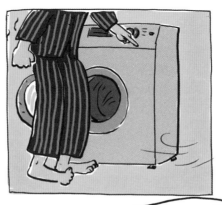

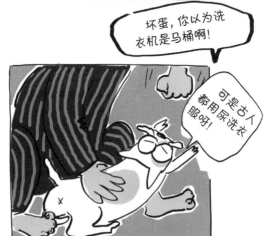

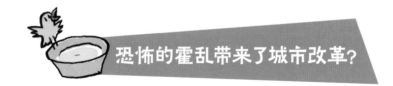

恐怖的霍乱带来了城市改革？

你有过吃坏肚子的经历吗？一趟趟跑厕所，真是太难受了！一般我们闹肚子的时候，喝点儿补液盐水，休息一两天就好了，但有的时候，闹肚子可不是件小事，甚至会让人丢了性命。这是怎么回事呢？

在170多年前，英国伦敦是世界上最繁华的城市，也是最肮脏的城市。那时候，人们要用水就出门去附近街区用水泵取水，用完的污水则倒在院子里或者地下室的粪坑里，街道上也到处都是垃圾、污水、便便。

路易斯一家搬到了伦敦的苏豪区，他们所住的这幢房子，本来是一栋豪华公寓，但是现在却住进了好几户人家，总共有20多个人，一天到晚闹哄哄的。

路易斯一家就住在这幢房子的客厅里。

1854年3月，路易斯和他的妻子迎来了一个新的生命，这是一个健康可爱的小女孩，路易斯和他的妻子都非常喜欢这个孩子。到了8月，夏日的闷热还没有退去，路易斯家的小女儿突然病了，她又拉又吐，眼窝深陷，渐渐地，脸也凹下去了。医生束手无策，没过几天这个孩子就死了。

紧接着，附近街区的人一拨一拨地病倒了，症状和路易斯的小女儿一样。看过病人的医生们知道，可怕的霍乱又来了。这个病在伦敦每隔几年就会卷土重来，在它最猖獗的10年间，吞噬了50 000多条生命。得了霍乱的人会不停地拉肚子，最后皮肤变成蓝灰色，所以霍乱也叫"蓝死病"。人们非常害怕这种病，却没什么好办法。

当时，工业已经很发达了，但是人们对传染病的认识还是很原始的，大家都觉得导致霍乱的原因是伦敦太臭了，病人是因为吸入污浊的空气才得了病。

有一位名叫约翰·斯诺的医生却不这样认为，他觉得臭味并不是致人死亡的主要原因。于是，他走访了很多霍乱疫区，与活下来的人交谈，搜集了大量资料。

斯诺发现了一些奇怪的现象：霍乱可以跨越整个街区，中途又漏掉整幢整幢的房子；有些人长时间接触病人，并没有染病，而有些没有和患者直接接触的人，却染上了霍乱；最关键的是，斯诺自己经常检查霍乱病人的尸体，却从未患病。

这说明霍乱可能不是通过呼吸道传染的。经过仔细调查，斯诺发现了一个更加重要的线索：同一条街的人，特别是共用一口水井的人，更容易同时染病。

于是，他猜测霍乱可能是通过水传播的。

就在路易斯家女儿死去的这个夏天，霍乱再次席卷伦敦。这一回，病魔将手伸到了宽街。为了分析疫情，斯诺向卫生部门要来了死者名单，结果发现，大部分死者都住在宽街水泵附近。细心的斯诺实地走访，又发现了一些奇怪的现象，比如，在宽街的某酿酒厂，一个死亡病例都没有。原来，酿酒厂有自己的运水管道，还有自己的水井。工人们主要喝麦芽酒解渴，都不喝宽街水泵取的水。

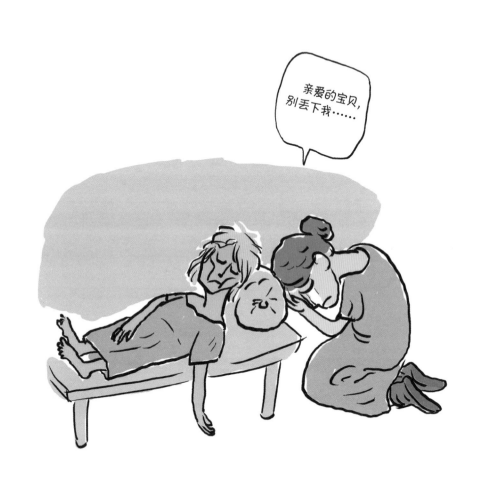

根据调查和推理，斯诺认定，宽街暴发霍乱的根源，就是那个水泵。

　　于是，他建议拆除水泵。管理部门虽然不相信，但也没有更好的办法，只好命人将水泵的手柄拆下来。不出所料，宽街的霍乱疫情很快得到了遏制。后来，斯诺根据死者的住址，绘制了一幅"死亡地图"。地图显示，这次疫情的死者，完全是围绕宽街的那个水泵分布的。霍乱过后，当地的勘测员检查宽街一带的化粪池，揭开了可怕的真相。

　　路易斯的妻子将女儿生前的排泄物倒入地下室的粪坑里，不远处便是宽街的水泵，而粪坑与水泵之间，是被污水、垃圾和粪便污染了的土壤，污物渗透到宽街的地下水中，直接导致了这场灾难。

而我们的英雄——约翰·斯诺，虽然不知道霍乱的病原体是一种叫作"霍乱弧菌"的微生物，却凭借深入的调查和严谨的推理，接近了真相。他的调查及推理方法直到今天都是传染病研究的重要手段。

　　之后，霍乱弧菌被另一位叫罗伯特·科赫的科学家发现。这种夺命的病菌喜欢藏身于水中，人饮用了被污染的水就会生病。经常洗手、饮用干净的水就可以减少患病的概率。一系列公共卫生事件，让英国政府反思伦敦的卫生状况，最终修建了了不起的自来水系统和排水系统。

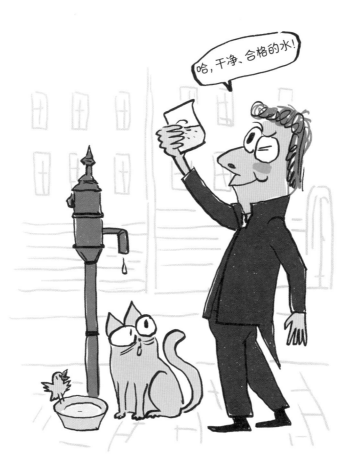

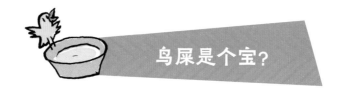

鸟屎是个宝？

吧嗒！当你穿着新校服，正开开心心地走在上学的路上，天上突然掉下来一个东西，正好砸中你的脑袋。用手一摸，竟然是一坨鸟屎！

天哪，这是怎么回事？为什么鸟粪会不偏不倚地掉到头上呢？

这……大概是因为……你所到之处，不是一个"鸟不拉屎"的地方吧！

端详着手上黏糊糊的鸟屎，你的脑子里有没有冒出一个疑问：为什么鸟的便便是白色的？

你如果仔细观察就会发现，其实鸟屎不是纯白色的，而是夹杂着黑点或者灰色的东西。鸟的便便颜色还会根据吃进的食物发生变化。

　　我们常常听到一句话："麻雀虽小，五脏俱全。"鸟和其他动物一样，吃下食物，转化成供身体正常运转的能量，然后把废物排出体外。大象、鹿、猴子等哺乳动物有两种不同的排泄物——尿和屎，它们分别从泌尿系统和消化系统排出体外。但是鸟不一样，为了便于飞行，它们的身体不能负重太多，于是便演化出和哺乳动物完全不一样的排泄道——泄殖腔。某些鱼类、鸟类、两栖类和爬行动物等的肠道、输尿管和生殖腺的开口都在一个空腔里，这个空腔就叫泄殖腔。

　　也就是说，鸟的尿和屎是混合在一起的，从同一个出口排泄出来。我们人类吃下肉、蛋、奶之后，其中的蛋白质分解后产生的尿酸是通过尿液排出体外的，而鸟的排泄物是以尿和屎的混合物的形式排出体外的，白色便便的主要成分就是尿酸。

所以，含有尿酸的鸟的排泄物有很强的腐蚀性：落在车顶，会让车漆失去光泽甚至开裂；落在房顶，会腐蚀房顶表面的沥青，严重时会导致房屋漏水；落到湖水中，会增加水体的氮磷含量，严重时还会导致富营养化，滋生大量藻类，破坏水环境及生态系统。

不过，你可能想不到，正是现在城市里谁都不待见的鸟屎，竟然曾经改变过世界的历史。

故事发生在200多年前，有一位名叫洪堡的科学家到南美洲的秘鲁考察自然地理。一次，他在码头上闲逛，不知道为什么止不住地打喷嚏。当地的人告诉他，是海鸟的粪便导致的。洪堡惊讶地发现，这里的鸟粪堆，从远处看去竟然像是一座座雪山。

秘鲁沿海的钦查群岛，因无人居住，成了鸬鹚、鹈鹕等海鸟的天堂。这些鸟以鱼类为食，没有天敌。鸟粪一代代积累，越堆越高。在欧洲人发现鸟粪的价值之前，印加人利用鸟粪已有数百年的历史了。17世纪的秘鲁沿海，每个城镇都有自己的岛屿，每家每户根据需要分得岛屿的一部分。任何破坏这个系统的人，比如伤害一只海鸟或者在繁殖季节登上岛屿，都会被处死。鸟粪被当作肥料，撒在土地里，可以使贫瘠的土地变得肥沃。

1804年洪堡回到欧洲时，带回了一些鸟粪样品，并交给了当时权威的分析化学家。分析化学家们立即意识到这种东西的巨大潜力。几千年的农业发展历程中，欧洲农民试用过锯末、人尿、磨碎的牛角等肥料，但它们都没有鸟粪好用。鸟粪不仅富含氮，而且还富含磷和钾。

很快，"鸟粪争夺战"打响了，英国联合秘鲁垄断了鸟粪市场。美国甚至通过了一项法案，称凡是在无人认领、无人居住的岛屿上发现鸟粪的美国公民即可对该岛及其资源宣称主权。

由于鸟粪的价值越来越高，不法商贩有时会用火山灰、石粉、各种泥土、部分分解的锯木屑和其他物质来伪造鸟粪，而批量购买鸟粪的人不得不带一位药剂师来鉴别进口的鸟粪是否纯正。

洪堡在利用从利马到瓜亚基尔的航行来检测洋流时，发现寒流携带着大量营养成分，滋养了无数海

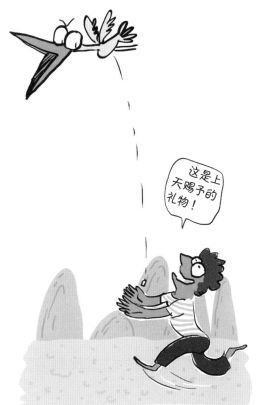

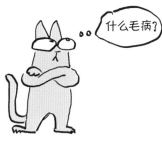

洋生物，而海岸边的鸟以鱼为食，自然种群壮大，"嗯嗯"出了鸟粪山。后来，这股洋流被命名为"洪堡海流"，也就是今天的秘鲁寒流，它造就了世界上最著名的渔场——秘鲁渔场。除此之外，秘鲁寒流的温度还是判断厄尔尼诺现象的一个非常重要的数据。

不过在"白金"鸟粪被广泛开采的30年后，人们停止了使用鸟粪。不仅是因为容易开采的鸟粪用完了，更重要的是，鸟粪帮人们认识到，氮和磷对农作物很重要，于是人们转而从矿石和空气中获取这两种物质。

就这样，鸟粪的"辉煌时代"结束了。如今，鸟粪是很多城市的烦恼，我们虽然暂时还教不会鸟"不要随地大小便"，但是，随着科学的进步，我们一定能找到妥善的解决方案。